Die Lebenslehre

Einleitender Vortrag
zu den planmäßigen anatomischen Vorträgen
gehalten an der Militär-Turnanstalt
von 1905 bis 1912

von

Oberstabsarzt Dr. Leu

jetzigem Generaloberarzt a. D. und stellvertretendem Korpsarzte
des III. Armeekorps

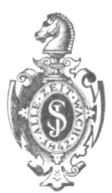

Springer-Verlag Berlin Heidelberg GmbH
1917

Alle Rechte vorbehalten.

ISBN 978-3-662-42247-2   ISBN 978-3-662-42516-9 (eBook)
DOI 10.1007/978-3-662-42516-9

Seiner Exzellenz
dem General der Artillerie
und Königlich Preußischen Staats- und Kriegsminister
Ritter höchster Orden

Herrn Hermann v. Stein

ehrerbietigst gewidmet
vom Verfasser

Meine Herren! Ich begrüße Sie an dieser Stelle und ergreife gleichzeitig die erste Gelegenheit, um bei Ihnen etwa aufgestiegene Besorgnisse von vornherein zu zerstreuen, die Ihnen bei der Kenntnisnahme des Ihnen eingehändigten Lehrplans der Militärturnanstalt aufgestiegen sein mögen, wonach auch anatomische Vorträge in diesem Hörsaale Sie beschäftigen, Sie auch theoretische Erörterungen über sich ergehen lassen sollen. Ich kann es verstehen, wenn frühere Hörer an dieser Stelle mir ihre anfängliche „Furcht vor der Theorie" freimütig zugestanden haben. Wenn die Theorie im Goetheschen Sinne überhaupt in Frage käme, würde ich die Zeit, die Sie in diesem Hörsaale verbringen sollen, als verloren betrachten und grundsätzlich auf Ihrer Seite stehen.

Goethe sagt in seinen „Sprüchen in Prosa": Über Naturwissenschaften I: „Theorien sind gewöhnlich Übereilungen eines ungeduldigen Verstandes, der die Phänomene gern los sein möchte und an Stelle von Tatsächlichem deswegen Bilder, Begriffe, ja oft nur Worte einschiebt."

Diese Begriffsbestimmung mag zu Goethes Zeiten berechtigt gewesen sein und der damals herrschenden grüblerischen Naturphilosophie entsprochen haben. Heute, meine Herren, gehören die gesamten Naturwissenschaften zu den sogenannten „exakten", das heißt zu den streng beweisbaren Wissensgebieten.

Sie geben uns Tatsachenstoff in großer Fülle und in

ihrem beweiskräftigen reichen Inhalte zuverlässige Unterlagen genug an die Hand, sichern auch zuverlässige Anhalts- und Ausgangspunkte in reicher Menge für die menschliche Erkenntnis, die uns befähigt, zweifelsfreie allgemeingültige Lehrsätze aufzustellen und sichere Richtlinien zu geben für unsere ganze Lebensführung und für alles das, was unserm körperlichen und geistigen Gedeihen nutzt und frommt.

Damit habe ich schon angedeutet, was Ihnen an dieser Stelle im Laufe der nächsten fünf Monate geboten werden wird, und daß hier nur das vorgetragen werden soll, wozu sich Goethe in seinem Faust bekennt, wenn er sagt:

„Grau, teurer Freund, ist alle Theorie;
Und grün allein des Lebens goldener Baum."

Wir werden uns nur an den zweiten Teil dieses Ausspruchs halten. Das grünende, blühende Leben, welches Sie, meine Herren, mit Ihrer noch vor Ihnen liegenden reichen Zukunft in diese Anstalt mitbringen, soll hier in seinem naturgesetzlichen Werden und Vergehen, in seinem natürlichen Wesen und in seinen vielseitigen Erscheinungsformen, aber auch in seiner Abhängigkeit von den fördernden und hemmenden Einflüssen und von den heilsamen und schädigenden Einwirkungen des äußeren Lebens Ihnen nahegebracht werden.

Meine Herren! Sie sollen hier nicht für Ihre Person zu gewandten Turnern oder gar zu mehr oder minder glänzenden Künstlern an einzelnen Übungsgeräten ausgebildet werden. Sie sollen vielmehr zur Hebung der Volks- und Wehrkraft zu Lehrern für Heer und Volk auf dem Gebiete der Leibesübungen, der Körperzucht und der Leibeserziehung herangebildet werden.

Für diese hohe Aufgabe werden Sie nicht vorbereitet und befähigt allein durch die Abrichtung in körperlichen

Fertigkeiten und mehr oder minder gesteigerten Bewegungs=
möglichkeiten aller Art.

Der Beruf als Lehrer, die Pflicht des Lehrens setzen
auch Einsicht und Verständnis für das voraus, was als das
Wesen der Leibesübungen zu gelten hat. Jeder, der mit
Erfolg auf diesem Gebiete als Lehrer wirken will, muß sich
auch jederzeit über den Übungszweck, über den Übungs=
wert und über die Übungsform Rechenschaft geben und
auch seinen Schülern zum mindesten einiges Verständnis
für diese Fragen erschließen können. Der Leiter und Lehrer
auf diesem Gebiete wird also beurteilen lernen müssen,
wie er die einzelnen Körperübungen dem jeweiligen Körper=
zustande anzupassen hat, um den Übungszweck möglichst
vollkommen zu erreichen. Er muß wissen, wie die einzelne
Übungsform auf den menschlichen Körper und seine
Organe einwirkt, um nicht durch falsche Beurteilung des
Übungswertes, durch falsch angewandten Schneid, durch
„Ruck und Zuck" und durch sachlich zu verwerfende und zeitlich
nicht angebrachte Anforderungen in körperlicher Beziehung
die Übungsform wirkungslos zu gestalten oder gar die ihr
zugeschriebene günstige Wirkung ins Gegenteil zu verwandeln.
Ein guter Lehrer wird sich stets vor Augen halten, daß nicht
Geräte für die Übungsform und die Übungsfolge bestimmend
sein dürfen, sondern daß allein die körperlichen Verhältnisse und
Bedürfnisse maßgebend sein müssen.

Goethe drückt dies in folgendem Lehrsatze aus: „Es
kommt darauf an, daß unser Menschentum durch wissen=
schaftliche Arbeit erhöht wird, sei es auf geistigem, sei es
auf körperlichem Gebiete." Noch schärfer faßt er diesen
Gedanken in dem Ausspruche: „Was als Grundsatz der
Natur wissenschaftlich erkannt worden ist, das muß auf
die Lebenslehre übertragen werden." Und diesem, nur

diesem Gedanken wollen wir, meine Herren, als alleinigem Leitfaden folgen. Außerordentlich reich und vielseitig ist der Stoff, sind die wissenschaftlichen Unterlagen für das, was Ihnen vorgetragen werden wird; Tatsachen sollen sprechen, völlig sichere Tatsachen, die für die uns hier bewegenden Fragen in so reicher Fülle sich uns bieten, daß große Beschränkung in der Auswahl notwendig werden wird, damit wir uns nicht ins Uferlose verlieren. Für die Theorie bleibt da kein Raum, und wir brauchen in dieser Beziehung nicht jenes alte Philosophenwort zu beherzigen, das da besagt: „Wer ein Ding tiefer erklärt als seine Natur es verlangt und erlaubt, hat nicht erklärt, sondern verdunkelt."

Können und Wissen müssen Hand in Hand gehen, wenn Sie Ihrem hohen Berufe als Offizier, das heißt als Führer und Erzieher unserer heerespflichtigen Jugend und demnach auch unseres Volkes im vollen Maße gerecht werden wollen. Mit der Befehlsgewalt allein ist es heute nicht mehr getan. Die Übertragung von Einsicht und Erkenntnis durch Lehre und Beispiel auf Ihre zeitweiligen Untergebenen gepaart mit einem umfassenden Können ist allein imstande, Ihnen die hohe Stellung dauernd zu gewährleisten, welche unser Allergnädigster Kaiser und Herr Ihnen in Heer und Volk angewiesen hat, in Ihnen die durchaus notwendige Berufsfreudigkeit zu erhalten und Ihre rastlose Arbeit auch erfolgreich zu gestalten.

Ein wissenschaftlicher Führer auf dem Gebiete der Leibeserziehung, Professor Dr. med. F. A. Schmidt, spricht sich in seiner „Physiologie der Leibesübungen" unter Anführung zweier Beispiele dahin aus, daß „mit der bloßen, auf dem Turnplatze gesammelten Erfahrung nicht mehr auszukommen ist. Es muß auch anatomische und physiologische

Einsicht zur Hilfe kommen, wenn wir in dem Betriebe der Leibesübungen die richtigen Wege einschlagen wollen, um die erwünschten Übungserfolge in genügendem Maße zu erreichen."

Noch deutlicher bringt er dies zum Ausdrucke, wenn er an derselben Stelle sagt: „Wer als Lehrer keine Ahnung davon hat, welche Einwirkung der gymnastische Drill auf den Körper und seine wichtigsten Lebensorgane ausübt, und zu was er überhaupt nützt, der ist ein Turnhandwerker, aber kein Leibeserzieher."

Aber nur diese haben unser Heer und Volk nötig, ja, wie ich Ihnen überzeugend nachweisen werde, bringender nötig denn je.

Treffender dürfte für das, was uns hier zur Erreichung dieses Zweckes beschäftigen soll, wohl kaum jemals ein Ausdruck gewählt worden sein, als ihn unser Altmeister Goethe in seinem zuletzt angeführten Kernspruche in dem Begriffe „Lebenslehre" geprägt hat. Diese Lebenslehre soll Gegenstand und Inhalt der folgenden Vorträge sein. Aus dieser Lebenslehre sollen Sie Verständnis und Erkenntnis für alles schöpfen, was für unsere heerespflichtige Jugend, für unser Volk und nicht zuletzt für die eigene Person in körperlicher und geistiger Beziehung von unermeßlicher Bedeutung ist.

Der Mittelpunkt dieser Lebenslehre, die in das Gebiet der Naturwissenschaften fällt, sind für uns, die wir zur Arbeit an der Militärturnanstalt berufen sind, die Leibesübungen, worin Sie sich hier womöglich bis zur Vollendung körperlich betätigen lernen sollen, Sie müssen aber auch Verständnis und Erkenntnis dafür erwerben, wie die nur auf das Zweckmäßige eingestellte Natur stets und überall Leben und Gedeihen in möglichster Vollkommenheit und von möglichst langer Dauer zu erreichen und zu sichern bestrebt ist, wie wir in der Leibeszucht und Leibeserziehung ein mächtiges Hilfsmittel zur Förderung des von ihr angestrebten Zieles besitzen und wie Sie, meine Herren, sich auch geistig für Ihre hohen Aufgaben als Erzieher für unsere heerespflichtige Jugend, für unser Volk und nicht an letzter Stelle auch für die eigene Person vorbereiten müssen. Nur dann werden Sie mit vollem Erfolge daran mitarbeiten können, das Menschentum in unserm herrlichen Vaterlande zu neuer Blüte und Kraft emporzuführen.

Können und Wissen, getragen von hoher Begeisterung für das als richtig und notwendig Erkannte und beseelt von einem festen Willen zur Tat, führen allein zum rechten Ziele und vermögen jenen Satz des alten Juvenal: „Mens sana in corpore sano — eine gesunde Seele im gesunden Körper —" zu verwirklichen.

Volkskraft und Wehrkraft hängen von Ihrer geistigen und körperlichen Arbeit, von Ihrem Verständnis für die Leibesübungen und von der Lust und Liebe ab, womit Sie sich in den Dienst der Leibeserziehung unseres Volkes stellen. Es bedarf aber Ihrer ganzen Arbeit und Hingabe.

Wenn Sie nach fünf Monaten wieder zur Truppe heimkehren, sollen Sie auch dort lehrend und klärend wirken. Denn es muß gesagt werden, daß die planmäßigen Leibesübungen, wie Sie sie hier von zwei Seiten kennenlernen werden, im Heere noch wenig Geltung gewonnen haben. Das „Militärturnen" bildet ein System von Zwangshaltungen und Zwangsbewegungen, das meist nur zeitweilig im Jahre und dann hauptsächlich nur für Besichtigungszwecke betrieben wird.

Meine Herren! Aus dem umfangreichen Gebiete der Gesundheitspflege wird Ihnen nun in unseren Vorträgen alles das geboten werden, was dem Zwecke und den Zielen dieser Anstalt entspricht.

Diese bezwecken eine genügende Einsicht in das Wesen der Leibesübungen, worin Sie hier praktisch unterwiesen und ausgebildet werden sollen. Hand in Hand mit der Technik sollen Sie für die **Mechanik**, für die **Dynamik** und für die **Methodik** Verständnis gewinnen.

Die **Mechanik** umfaßt die zweckmäßige Anwendung und Ausnützung der körperlichen Bewegungsmittel zur sachgemäßen Abwicklung der einzelnen Übungen im Rahmen natürlicher Bewegungsmöglichkeiten und naturgesetzlicher Lebensbedingungen.

In die **Dynamik** sollen Sie Einblick gewinnen, damit Sie die Einwirkung der einzelnen Übungen auf den Körper und seine Organe beurteilen lernen. Sie sollen sich auch über die Anforderungen klar werden, welche diese oder jene Körperleistung an den gesamten Organismus stellt. Sie sollen die unerläßliche Kraftaufwendung hierfür bemessen lernen.

Denn nur so werden Sie sich und andere vor Kraftvergeudung bewahren lernen d. h. vor Anstrengungen, die über das zulässige Maß hinausgehen und die Körperkräfte vorzeitig aufreiben.

Das hieße aber die Kraftquelle selbst — den menschlichen Körper — schädigen oder gar ihn unfähig machen, Ansprüchen zu genügen, wie sie gerade im Soldatenleben oft genug und unerwartet an die körperliche Arbeits- und Kraftleistung des einzelnen gestellt werden müssen.

Schließlich soll noch die **Methodik** lehren, wie wohlüberlegtes Entwickeln der Körperübungen vom Leichten zum Schwereren allein und im hohen Maße geeignet ist, die Leistungsfähigkeit zu steigern und den menschlichen Körper zur vollen Kraftentwicklung planmäßig zu erziehen.

Sie werden aber auch darin unterwiesen werden, wie einerseits vernünftige, mit den Ergebnissen wissenschaftlicher Forschung übereinstimmende Lebensführung und eine gewisse Gesetzmäßigkeit in der Lebensweise, d. h. Mäßigkeit im Essen und Trinken und in den sonstigen sogenannten Lebensgenüssen geeignet sind, die Leistungsfähigkeit des Körpers zu schonen, wie aber andererseits die Mißachtung der das organische Leben regelnden Naturgesetze und der zu festen Lebensregeln verdichteten wissenschaftlichen Erfahrungen die Kraftquelle selbst untergräbt, den Körper zu besonderen Leistungen unfähig und schließlich krank macht.

Sie sollen von hier aus Ihr Können und Wissen hinaustragen in das Heer und weiterhin in das Volk, indem Sie in unserer jugendlichen Bevölkerung, soweit sie dem Heere angehört, und durch diese wieder in den weiteren Schichten unseres Volkes wahre Lust und Liebe für die Körperübungen und für eine vernünftige Lebensweise wecken. Sie sollen weite Volkskreise in immer neuer Folge durch Erfahrung am eigenen Leibe eindringlich lehren, wie selbst mit kleinen Mitteln ein leistungsunfähiger und schwächlicher Körper gekräftigt, gestählt und zu überraschender Kraftentfaltung und vollster gesundheitlicher Entwicklung gebracht werden kann.

Sie sollen durch Lehre und Beispiel die Erkenntnis wecken, und verbreiten helfen, daß der menschliche Körper in verhältnismäßig engen Grenzen ganz bestimmten Naturgesetzen unterworfen ist, wogegen man sich nicht ungestraft versündigen darf, wenn man seinen Körper und seine, zur körperlichen Gesundheit in engsten Beziehungen stehenden geistigen Kräfte lebensfähig erhalten will.

Aus der allgemeinen Gesundheitslehre wird Ihnen nur das vorgetragen werden, was sich unmittelbar auf die Person bezieht, und was ich unter dem Begriffe der persönlichen Gesundheitspflege zusammenfasse.

Sie werden eingeweiht werden in den Aufbau des Körpers und seiner Gewebe, sowie in deren Lebensbetätigung. Sie werden die wichtigsten Lebensbedingungen und die Schutz- und Wehreinrichtungen kennen lernen, die dem Organismus zur Erhaltung seiner Gesundheit und des Lebens eigen sind. Sie sollen Einblick erhalten in die Stoffwechselvorgänge und deren Einfluß auf die Ernährung und die Leistungsfähigkeit des Körpers. Einsicht und Verständnis sollen Sie gewinnen für alles, was der Mensch tun und lassen muß, um letztere zu erhalten und zu steigern, damit er seinen Pflichten gegen Familie, Volk, Staat und Heer gerecht werden, damit er im Kampfe ums Dasein seinen Mann stehen kann.

Sie sollen, meine Herren, an hiesiger Anstalt nicht lediglich zu gewandten Praktikern in den Leibesübungen und körperlichen Fertigkeiten ausgebildet werden. Denn darin liegt eine gewisse Gefahr für diejenigen, denen Sie als Lehrer und Erzieher Ihr Können zukünftig übermitteln und denen Sie ein möglichst hohes Maß von körperlicher Ausdauer und Gewandtheit anerziehen sollen.

Nichtberücksichtigung des Wesens der Leibesübungen führt zum geistlosen Drill und stets zu gewissen Liebhabereien, die wiederum zur Einseitigkeit verführen. Einseitigkeit beeinträchtigt jedoch stets den Erfolg. Nirgends aber hat der Erfolg eine entscheidendere Bedeutung als im Heere.

Überanstrengungen, die durch falsche Anschauungen und folgenschwere Irrtümer über die angängige Art und das zulässige Maß der Körperleistungen bald mehr, bald weniger verschuldet werden, ziehen, wie schon angedeutet wurde, nur zu leicht körperliche Nachteile und erhebliche Gesundheitsschädigungen nach sich. Plan- und Ziellosigkeit, Übertreibungen und Vernachlässigung alles dessen, was für die Körperübungen Lust, Liebe und Verständnis zu wecken geeignet ist, müssen den Anfängern, die schon unter den meist ungewohnten und ermüdenden Körperleistungen zu leiden haben, die Körperübungen gründlich verleiden. Mißmut tritt an die Stelle der Lust zu körperlichen Leistungen, Widerwille an Stelle freiwilliger Betätigung der Körperkräfte, und Drückeberger werden an Stelle übungslustiger, williger und frischer Leute künstlich gezüchtet.

Gefährdet werden auf diese Weise die weitgesteckten Ziele unserer Anstalt, die zum Segen unseres Volkes und Heeres in einer hohen und dauernden körperlichen Leistungsfähigkeit und Gesundheit, in einer möglichst harmonischen Durchbildung und Schönheit des Körpers und in einer vollendeten Sicherheit und Kraft aller seiner Bewegungen gipfeln.

Jeder, der als Lehrer auf diesem Gebiete seiner überaus wichtigen Aufgabe gerecht werden will, muß mit praktisch gymnastischen Fertigkeiten und Fähigkeiten ein gewisses Maß anatomisch-physiologischen Wissens verbinden.

Folgende Punkte gewinnen daher für Sie, meine Herren, als zeitige Schüler der Militärturnanstalt und als zukünftige Lehrer Ihrer Untergebenen, der Blüte unseres Volkes, große Bedeutung:

Die Kenntnis vom Bau des Körpers und seines Bewegungsapparates;

die Einsicht in die Wirkung der Bewegungen auf dessen organische Lebenstätigkeit und Leistungsfähigkeit;

das Verständnis für gewisse Naturgesetze und wissenschaftliche Erfahrungen zur Anpassung der Leibesübungen an die jeweiligen körperlichen und zeitweiligen äußeren Verhältnisse;

der Einblick in die Ernährungs= und Stoffwechsel=
vorgänge in ihrer erwiesenen Abhängigkeit von regel=
mäßigen körperlichen Arbeitsleistungen und in ihrer nach=
weisbaren Beeinträchtigung durch einseitige Geistesarbeit.

Ganz besonders aber kommt es darauf an, Ihre Urteils=
fähigkeit in bezug auf die sogenannten Lebensgenüsse zu
wecken. Diese bedeuten in Gestalt von geistigen Getränken,
Tabak, Geschlechtsverkehr mit seinen häufigen Folgen in
Form der verhängnisvollen Geschlechtskrankheiten usw., für
die Erhaltung der Gesundheit, der körperlichen Leistungs=
fähigkeit und Widerstandskraft gegen Gefahren von außen
ein ernstes, schwerwiegendes Kapitel für sich.

Ja, sogar ein gewisses Verständnis für psychologische
Vorgänge wird sich als notwendig herausstellen, um den
Einfluß der Leibesübungen auf das menschliche Geistes= und
Seelenleben zu verstehen.

An der Hand der angeführten Gesichtspunkte läßt sich
ermessen, aus wieviel Gebieten wissenschaftlicher Forschung
und menschlichen Wissens wir für unsere Zwecke Lehre und
Einsicht schöpfen müssen, um nicht da fehlzugreifen und da
körperliche und seelische Schäden heraufzubeschwören, wo
sich bei wohldurchdachtem Handeln und planmäßigem Vor=
gehen unermeßlicher Segen für den Einzelnen und für die
Gesamtheit verhältnismäßig leicht erzielen läßt.

Die Lehre vom Körperbau, die Anatomie, die Lehre
vom Leben, die Biologie, die Lehre von den Lebenser=
scheinungen, die Physiologie, die Entwicklungsgeschichte,
die Lehre vom Seelenleben, die Psychologie, die Chemie,
besonders die Lehre von der chemischen Zusammen=
setzung der Lebewesen und von den chemischen Vorgängen
in ihnen, die Biochemie, und auch die Physik bilden die Grund=
lagen für diejenigen Lehren, die Ihnen hier praktisch und

nicht minder durch wissenschaftliche Belehrung übermittelt werden sollen.

Ja, es wird auch die Lehre von den Krankheitsvorgängen und Krankheitszuständen, die Pathologie, herangezogen werden müssen, wonach die Übungen nach ihrem Werte und den möglichen Gefahren, in bezug auf ihre Zulässigkeit nach Art und Umfang und hinsichtlich notwendiger Vorsichtsmaßregeln beurteilt werden können und müssen.

Die Gesundheitslehre, die Hygiene, die ihre Lehrsätze und die von ihr aufgestellten Lebensregeln aus allen diesen wissenschaftlichen Gebieten schöpft und herleitet, schreibt auch für jede Übung vor, wie sie sowohl in ihrer Ausführung, als auch ihrem Wesen nach den natürlichen Gesetzen und Lebensbedingungen des menschlichen Körpers folgen muß, um den beabsichtigten Zweck vollkommen zu erfüllen, nämlich die körperliche Gesundheit heben und festigen, die Körperkraft wecken und steigern, Tatkraft und Gewandtheit entfalten, Mut und Geistesgegenwart anerziehen zu können.

Jede Übung, die der Mechanik der menschlichen Bewegungen zuwiderläuft und die hinsichtlich des Maßes und der Kombination über die physiologische Leistungsfähigkeit des Körpers hinausgeht, wird vom Standpunkte des hygienisch vorgebildeten Lehrers leicht vermieden werden können.

Damit wird aber eine widernatürliche und deshalb leicht zu örtlichen Schädigungen und allgemeinen Gesundheitsstörungen führenden Betätigung des Körpers und seiner lebenswichtigen Organe verhütet.

Der Unkundige dagegen, der sich nur auf seine körperlichen Fertigkeiten verlassen kann, tappt im Dunkeln und entbehrt für sein Tun und Lassen jedes Anhalts und Maßstabes.

Die „Schablone", die „Routine", das Handwerksmäßige wird für ihn die Rettung sein, womit er sich für die Dauer kaum wird Befriedigung schaffen können.

Denn einmal hängen die Ergebnisse seiner Arbeit vom Zufall ab: sie werden nur zu leicht ungleichmäßig und lückenhaft ausfallen. Sodann aber ertötet die Schablone zumeist den guten Willen und den Trieb in denen, welche einem geistlosen und begeisterungsunfähigen Verfahren unterworfen sind. Guter Wille und der Trieb, sich zu vervollkommnen, sind aber für einen vollen Erfolg ein unerläßliches Erfordernis. Begeisterung weckt wieder Begeisterung. Sie ist aber ohne Sachverständnis undenkbar, weil sie sonst in Fanatismus ausartet, der stets abstößt und schließlich jeden guten Kern erstickt.

Auf Ihrem ferneren Lebenswege werden Ihnen noch oft genug solche Fanatiker begegnen, die auf allen Gebieten des Lebens ihr Unwesen treiben. Sie werden dann aber auch leicht herausfinden, daß der Fanatismus seine Wurzeln in einer mehr oder minder offen zutage tretenden geistigen Unfähigkeit, in einer mangelhaften geistigen Durchbildung und in einer das zulässige Maß übersteigenden Denkfaulheit hat.

Die bloße Form, meine Herren, tötet; sie tötet allein schon durch die Langeweile, die jeder Fanatismus am Ende notwendigerweise gebiert. Nur der Geist macht lebendig, der Geist, der Können und Wissen zu vereinigen versteht und letzteres zur Richtschnur in der Betätigung seines Könnens nimmt.

Weitgehendes Verständnis für das Wesen der Leibesübungen muß vorhanden sein. Vor allem ist aber auch eine eingehende — ich möchte sagen — liebevolle Berücksichtigung der Übenden selbst hinsichtlich der allgemeinen und der persönlichen Leistungsfähigkeit erforderlich.

Jede uninteressierte, gleichsam handwerksmäßige oder gar rücksichtslose und harte, also herzlos und roh erscheinende Durchführung der Leibesübungen erstickt in den ihnen Unterworfenen die Lust und Liebe hierzu im Keime und erzeugt an Stelle des so dringend notwendigen guten Willens ausgesprochenen Widerwillen und passiven Widerstand.

Das Wesen der Leibesübungen liegt nicht in der äußeren Form, sondern in anatomischen Verhältnissen und in physiologischen Vorgängen und Lebensbedingungen begründet.

Es kann wohl einmal ein einzelner, der sich der Leibesübungen unterzieht, der Einsicht in dieser Beziehung entraten. Er kann gefühlsmäßig — instinktiv — das Richtige treffen und dem Wesen der Leibesübungen entsprechend sachgemäß vorgehen. Derjenige aber, welcher berufen ist, auf andere erzieherisch einzuwirken, und welchem das leibliche Wohl und Gedeihen zahlreicher körperlich sehr verschiedenartig gestalteter und geistig veranlagter Volksgenossen anvertraut sind, muß mit dem Wesen dessen innig vertraut sein, wodurch er in eingreifender Weise das gesamte organische Leben zu beeinflussen imstande ist.

Lebensalter und Entwicklungsgang, Körperentwicklung und Gesundheitsverhältnisse, Ernährungs= und Kräftezustand, Beruf und Lebensgewohnheiten, Rasseeigentümlichkeiten und Charakteranlage, augenblickliches und dauerndes körperliches Befinden und endlich auch der Einfluß äußerer Verhältnisse auf den Menschen (Witterung und Klima) ergeben namentlich im Anfange körperlicher Ausbildung eine reiche Fülle von Verschiedenheiten in der zulässigen Inanspruchnahme der Einzelwesen durch die Körperübungen.

Allen diesen Umständen kommt sehr leicht eine entscheidende Bedeutung zu, wenn der Erfolg der Ausbildung nicht in Frage gestellt und nicht gar körperlicher Nachteil da herbei=

geführt werden soll, wo die Kräftigung des Körpers und die Erhöhung seiner physiologischen Leistungsfähigkeit in jeder Beziehung der Übungszweck ist.

Meine Herren! Sie sind die berufenen Erzieher unseres Volkes in körperlicher Beziehung. Sie bekommen jahrein jahraus die Jugend in die Hand, der Sie den unendlichen Segen einer vernünftigen körperlichen Erziehung angedeihen lassen sollen, um das Heer zu einer stets sich erneuernden und ständig fließenden hohen Kraftquelle zu machen und um die von blöden oder verlogenen Politikern und Volksverhetzern mit Hartnäckigkeit und Heimtücke ausposaunten Meinung zu widerlegen, daß die „Armee lediglich ein Prunk- und Machtmittel in der Hand eines Mächtigen sei".

Wer sich nicht absichtlich blind stellt, muß unumwunden anerkennen, daß unser Heer jedes Jahr einen unermeßlichen Strom zielbewußter Kraft, rastloser Ausdauer und Arbeitsfreudigkeit und hoch gezüchteter Gesundheit wieder in die Fabriken, in die Kontore, in die Handwerkstätten und aufs Land zurückleitet, und daß unsere unvergleichliche Beamtenschaft ihre besten Eigenschaften der Heereserziehung verdankt.

Fremdländische Beobachter, die in unser Land gekommen sind, um womöglich das Geheimnis der unerwarteten und ihnen offenbar unheimlich vorkommenden riesenhaften Fortschritte auf allen Gebieten des Lebens im letzten Menschenalter zu enträtseln, mußten die Weisen unseres Landes, die nur immer über den „Moloch Militarismus" zeterten, erst durch Wort und Schrift belehren, sie mußten, von dem Wahrgenommenen überrascht, zum guten Teil wohl widerwillig anerkennen, daß der hohe Stand von Handel und Industrie, der glänzende Aufstieg Deutschlands in wirtschaftlicher Beziehung ihren Ursprung eigentlich in den, dem ganzen Volke durch den Heeresdienst anerzogenen und ihm in Fleisch und

Blut übergegangenen trefflichen Eigenschaften hätten, nämlich im ausgeprägten Sinn für Ordnung und Sachlichkeit, für Ein- und Unterordnung, für Fleiß und Ausdauer, für schnelle Anpassungsfähigkeit, hohes Pflichtgefühl usw.

Die straffe Schulung der Jugend durch den Heeresdienst war für diese Leute der Ausgangspunkt alles dessen, was sie in Deutschland wahrnehmen konnten und bewundern mußten, selbst wenn sie aus der „vollendetsten aller Welten", aus der des Sternen- und Streifenbanners, stammten. Sogar die soziale Gesetzgebung in ihrem glänzenden Ergebnis für die Allgemeinheit und in erster Linie für die niederen Erwerbsschichten des Volkes war nach der Ansicht einer mehrgliederigen Yankeereisegesellschaft, lediglich das Ergebnis des preußisch-deutschen Militarismus, nur in Deutschland, sonst nirgends anderswo möglich.

Wie wir uns, meine Herren, nicht ärgern, sondern wie wir herzlich lachen sollen, wenn fremdländische Windbeutel, aufgeblasene Narren oder gewerbsmäßig verlogene Schmierfinken nach einer flugartigen Reise durch Deutschland ihren von Eigenliebe benebelten Landsleuten über unser Land und Volk allen möglichen Blödsinn auftischen, ebensowenig sollen wir Stolz oder gar Freude empfinden, wenn hier und da etliche anerkennende Worte über uns geäußert werden oder ab und zu die Erkenntnis aufdämmert, daß unser Volk und Land doch etwas anderes ist, als es bis dahin in den hohlen Köpfen solcher Leute gespukt hat, welche, nebenbei gesagt, recht häufig nur Spione auf gewerblichem Gebiete sind.

In dem Bewußtsein, daß vieles, was solchen Ausländern nach der guten oder schlechten Seite hin an uns auffällt, dem Wesen unseres Volkes entspricht und in der Rasseeigentümlichkeit, im geschichtlichen Werdegange und in früheren politischen Verhältnissen wurzelt, haben wir, jeder an seinem

Teile, die heilige Pflicht, uns zu prüfen, ob oder wieweit Anerkennung und Tadel aus fremdem Munde berechtigt sind. Denn nur Selbsterkenntnis führt zur Veredelung und Vervollkommnung des einzelnen und der Volksgemeinschaft.

Selbstkritik, Selbsterkenntnis und Selbstzucht besonders in den führenden Schichten des Volkes sind vor allem unerläßliche Bedingungen für die Erhaltung des Volkstums und für die Höherzüchtung des ganzen Volkes in geistiger und körperlicher Beziehung.

Üben wir aber an uns und unserem Volke die notwendige Selbstkritik, so können wir an der geschichtlichen Tatsache nicht vorübergehen, daß wir Deutsche, nur zu bereitwillig fremdem Wesen und Einfluß von außen und von innen her erliegend, in guten Zeiten uns nur zu leicht selbst vergessen, um den weniger guten und dem Volkstume abträglichen Eigenschaften die Herrschaft über uns einzuräumen.

Wirklich groß, wirklich erhaben vor anderen Völkern und in seinen glänzendsten Eigenschaften hat sich unser Volk von jeher nur in Kampf und Not gezeigt. Dies lehrt die Geschichte unseres Volkes eindringlich genug. Es würde zu weit führen, wenn ich hierauf näher eingehen wollte.

Meine Herren! Wir leben jetzt schon in einer Zeit des täglich sich steigernden Reichtums, des erschlaffenden Wohllebens und des übertriebenen Luxus. Eine Überspannung aller Verhältnisse und des äußeren Lebens macht sich in unserem Volke breit. Wir befinden uns bereits auf einem Abwege, was unserer Volksgemeinschaft über kurz oder lang verhängnisvoll werden kann.

Unsere heutige Lebensführung sticht gegen die frühere durch das Hasten und Jagen nach Gewinn und Genuß, durch die erheblich gesteigerten Ansprüche an die geistige Arbeitskraft in der Studierstube, im Kontor und Laboratorium, durch die einförmige und einseitig ermüdende Fronarbeit in der Fabrik, im Bergwerk und in der Heimarbeit mit ihren Hungerlöhnen recht ungünstig ab. Der zum Teil krankhaft ausgeartete Wettbewerb im Erwerbsleben zur Behauptung der einmal gewonnenen Stellung oder zur Erzielung schnellen und reicheren Gewinnes, die Ausartung der ganzen Lebensführung mit der Sucht, über die Verhältnisse hinaus zu leben und eingebildeten Genüssen zu frönen, die an sich schon körperlich schädigen und noch dazu auf Kosten der Erholung und Ruhebedürftigkeit dem Körper zugemutet werden, sind geeignet weiterhin die Volksgemeinschaft in körperlicher Beziehung zu schädigen.

Schließlich kommen auch noch die Landflucht und das Zuströmen besonders der körperlich und geistig leistungsfähigen Volksteile in die Großstädte hinzu. Auf dem Lande bleiben außer den Besitzern dann in der Hauptsache solche Leute zurück, die in beiden Beziehungen minderwertig, zum Teil auch krank sind, mithin auch verschlechternd auf den ländlichen Nachwuchs einwirken müssen.

Das Anhäufen vieler Menschen auf engem Raume, die Aufsaugung immer weiterer Volkskreise durch die ebenfalls auf engem Raume zusammengedrängten, stetig wachsenden Industrien, die dadurch verschuldete Vernichtung des freien Handwerkes und die „Proletarisierung" weiter Volksschichten, die Erleichterung und Vielgestaltung des Genußlebens bedingen in sittlicher und körperlicher Beziehung eine jetzt schon erkennbare Verschlechterung der Volkskraft, die unstreitig um so bedeutender und nachhaltiger wirken muß, je frühzeitiger, umfangreicher und haltloser sich die heranwachsende Jugend besonders in den Entwicklungsjahren daran beteiligt.

Frühzeitiger Genuß und Mißbrauch geistiger Getränke

und des Tabaks, besonders der scheußlichen Zigaretten, die man täglich und stündlich nicht nur im Munde der eigentlich noch in den Kinderschuhen steckenden männlichen Jugend, sondern auch zwischen den rosigen Lippen der holden Weiblichkeit glimmen sieht, auch vorzeitige geschlechtliche Ausschweifungen und die davon nicht zu trennenden Geschlechtskrankheiten müssen für den Niedergang der Volkskraft besonders verantwortlich gemacht werden.

Nicht mit Unrecht wird unser Zeitalter denn schon als das „neurasthenische", als „das nervöse" bezeichnet. Dementsprechend wachsen die „Nerven"- und die „Wasserheilanstalten" wie Pilze aus der Erde. Es ist auch erwiesen, daß die Herzkrankheiten ungleich häufiger geworden sind, so daß sich die Heeressanitätsverwaltung infolge ihres häufigen Vorkommens schon zu besonderen Maßnahmen veranlaßt gesehen hat. In dieser Beziehung handelt es sich meist um „nervöse Herzstörungen", um sog. „Herzneurosen" und um „muskulo-nervöse Herzschwäche", die in der Regel mit allgemeiner Körperschwäche und Blutarmut einhergehen.

Beinahe 30 v. H. aller Untauglichen für den Heeresdienst werden lediglich wegen allgemeiner Körperschwäche ausgemustert. Ein trauriges Zeichen für die Volkskraft! Dazu kommen aber von Rechts wegen noch die wegen Lungenleiden, nervöser Herzstörungen, wegen Drüsenkrankheiten, wegen ungenügender Sehkraft usw. Abgewiesenen in beträchtlicher Anzahl; es handelt sich also um Krankheitszustände, die nur zum kleinsten Teile als unvermeidbare Folgen überstandener akuter oder sog. ererbter Leiden angesehen werden dürfen, wohl aber als das folgerichtige Ergebnis falscher Aufzucht, gestörter Körperentwicklung und fehlerhafter Körperzucht in der Jugend gelten müssen.

Wo die eigentliche Quelle der unverkennbaren Volks=
verschlechterung zu suchen ist, werden Sie sofort heraus=
finden, wenn Ihnen die Aushebungsergebnisse der Groß=
stadt Berlin im Gegensatze zur Provinz Ostpreußen genannt
werden, also wenn die Volkskraft unter dem Einfluß der
Großindustrie und des hochentwickelten Erwerbs= und Ge=
schäftslebens neben den sonstigen Nachteilen einer Groß=
stadt mit der einer Landwirtschaft treibenden Provinz ver=
glichen wird. Diejenige Provinz, welche vor kurzem in einer
weit verbreiteten Tageszeitung wenig geschmackvoll als der
Teil Ostelbiens bezeichnet wurde, wo der feudale Groß=
agrarier in Reinkultur gezüchtet würde, während die Hinter=
sassen bei Fusel und Kartoffelnahrung verkommen, ist trotzdem
imstande, heute noch trotz Abströmens der Bevölkerung in die
Städte 67 v. H. der Stellungspflichtigen als tauglich für den
Heeresdienst und von diesen einen unverhältnismäßig großen
Anteil für den besonders ausgesuchten Gardeersatz zu stellen,
während Groß=Berlin es nur auf annähernd 30 v. H. Taug=
licher bringt. Und namentlich in den letzten 8—10 Jahren
ist der Rückgang der Tauglichkeitsziffer hier erschreckend stark
gewesen.

Es darf doch auch nicht als Zufall hingestellt werden,
wenn mit der Länge des Schulbesuchs auch die Untauglich=
keitsziffer wächst und wenn namentlich jene fehlerhaften und
krankhaften Körperzustände mehr und mehr in den Vorder=
grund treten, wenn die Schüler der Gymnasien und Real=
gymnasien in dieser Beziehung am ungünstigsten, die der
landwirtschaftlichen am günstigsten abschneiden. Jede dauernde
Versündigung gegen die Grundregeln einer vernünftigen
Lebensweise, jede Vergewaltigung des menschlichen Or=
ganismus dadurch, daß er unter ungünstigen Lebens=
bedingungen sich zu betätigen gezwungen wird, rächt sich

früher oder später an der Lebenskraft des einzelnen und, sobald weite Volksteile und Volksschichten solchen ungünstigen Lebensbedingungen ausgesetzt sind, auch an der Volkskraft, als deren bester Gradmesser die Wehrkraft, ausgedrückt durch die Tauglichkeitsziffer der heerespflichtigen männlichen Jugend, bezeichnet werden muß.

Wenn die allgemeine Lebensführung auf Abwege geraten ist, so ist naturgemäß auch der weibliche Volksteil davon in Mitleidenschaft gezogen. In welchem Maße dies bereits geschehen ist, werden Sie, meine Herren, gelegentlich Ihrer „Lokalstudien" während der nächsten fünf Monate begreifen. Der reaktionsfähigere weibliche Organismus erträgt das vorzeitige und langjährige Einzwängen unseres Volksnachwuchses des anderen Geschlechts in Schulstube, Fabrik, Großwarenhäusern, Kontoren und Schreibstuben weit weniger als der männliche. Das „Sichauslebenwollen der Jugend" ist auch für die weibliche Bevölkerung der Großstadt zum Stichworte geworden.

Welche Bedeutung aber eine naturwidrige und ungesunde Lebensweise des weiblichen Volksteils als Träger des Volksnachwuchses haben muß, braucht hier an dieser Stelle nicht eingehend erörtert zu werden. Sie rächt sich in der Zahl und in der Beschaffenheit des Nachwuchses. Die Zunahme der Prostitution, namentlich der heimlichen, die weite Verbreitung der Geschlechtskrankheiten, die auf den zarteren weiblichen Organismus noch weit verhängnisvoller einwirken wie auf den männlichen, die Abnahme der Eheschließungen und die Zunahme der Ehescheidungen, zum Teil bedingt durch die aus dem vorehelichen Leben mit hinübergenommenen zu hohen Ansprüche an die Lebensführung, die ständig um sich greifende Geburtenverhütung mit Hilfe der überall und in jeder Form angebotenen Empfängnis verhindernden (antikonzeptionellen)

Mittel und der im Verborgenen blühenden, aber stark wuchernden Geburtenbeschränkung durch Fruchtabtreibung und kriminelle Einleitung von Aborten haben es unter Mitwirkung der Geschlechtskrankheiten in ihrer schädigenden Wirkung auf die Keimdrüsen beider Geschlechter zuwege gebracht, daß in einer kurzen Spanne Zeit auf 1000 Einwohner die Zahl der Geburten von 38 auf 28 gesunken ist, wenn auch die Abnahme der Eheschließungen einen Teil dazu beigetragen haben mag.

Jedenfalls muß den wild gewordenen Frauenrechtlerinnen, die in der breiten Öffentlichkeit das „gleiche Recht für beide Geschlechter", die „Gewissensehe", das „Recht für die Frauenwelt, sich auszuleben", usw. predigen, entgegengehalten werden, daß der von ihnen geprägte Begriff: „der Schrei nach dem Kinde" kaum ehrlich gemeint sein kann. Diese Redewendung bedeutet wohl nichts weiter als den Schrei nach der Vorübung dazu, wenn schon den ehelichen Geburten alle möglichen Hindernisse bereitet werden, wie die tägliche Erfahrung der Ärzte und Juristen zur Genüge lehrt.

Meine Herren! Wenige Jahre nach seinem Regierungsantritt — im Jahre 1890 — berief unser Kaiser als König von Preußen jene bekannte Schulkonferenz unter Beteiligung der Weisen des Landes — soviel damals verlautete, sehr gegen den Wunsch und Willen der beteiligten obersten Fachbehörden und weiter Schulkreise.

In der Eröffnungssitzung sprach mit tief- und weitschauendem Blicke unser Allergnädigster Herr den denkwürdigen Leitsatz aus: „Den Leibesübungen muß ein breiterer Raum im Lehrplane der Schulen eingeräumt werden, denn wir brauchen eine gesunde Nation." Er hatte also erkannt, daß die Volkskraft damals schon nicht mehr auf der Höhe stand.

Und nun eine Reihe von Jahren später! Nicht nur eine andere Zeit, sondern auch ein ander Bild und ein anderer Geist, der sich freilich von dem kaum unterschied, der jene Schulkonferenz mit veranlaßt hatte!

Der Berliner Gymnasiallehrer-Verein hatte den Mut, folgende „These" aufzustellen:

„Die Delegiertenkonferenz (!) erblickt in der immer mehr sich steigernden Berücksichtigung der Körperpflege im Schulbetriebe ein Hindernis zur Erreichung der in den Lehrplänen festgesetzten Ziele."

Dieser Satz wurde auch, wie seiner Zeit in den Tagesblättern berichtet wurde, einstimmig gutgeheißen. Ein schrecklicher Gedanke, daß eine solche Anschauung gerade in den Kreisen Raum gewinnen und gebilligt werden konnte, welchen das Höchste und Kostbarste unseres Volkes, unsere Jugend, lange Jahre zwangsweise anvertraut ist und welche nächst den Eltern an erster Stelle sich berufen fühlen sollten, den Nachwuchs im Sinne unseres Allergnädigsten Kaisers und Herrn gedeihlich zu behandeln und auch körperlich zur Blüte der Nation heranzubilden. Die eigene Benennung „Gymnasial"-Lehrerverein hätte die „Delegiertenkonferenz" mit ihrer „klassischen Vorbildung" und mit einem Blicke auf das „Gymnasium des klassischen alten Hellas" vor einer solchen Entgleisung bewahren sollen.

Was nützt es, unsere Jugend zu Gehirnathleten zu erziehen, um sie später, mit allen möglichen „Berechtigungszeugnissen" ausgerüstet, mit blöden Augen und ungefügen Beinen in die Welt hineinstolpern zu lassen, und, nunmehr sich selbst überlassen, erst durch das Leben sich abschleifen und in der Schule des Heeres sich auch körperlich zurechtkneten zu lassen — für viele dann ganz unnötigerweise eine harte Schule.

Der jugendliche Körper soll sich nicht nach den Lehrplänen modeln. Vielmehr müssen sich die „Lehrpläne" dem in der Entwicklung begriffenen Organismus anpassen, damit er keinen Schaden nimmt und untauglich für das schaffende Leben wird. Denn gerade in dieser wichtigen Zeitspanne des organischen Werdens, des körperlichen Wachstums und der sich entfaltenden Lebenskraft werden hemmende oder gar schädliche Einflüsse von außen nur zu leicht und zu häufig für das ganze Leben, ja sogar für den Fortbestand des Lebens an sich, dem jungen Menschenkinde verhängnisvoll. An erster Stelle ist in dieser Beziehung an die Tuberkulose zu denken, die die jugendlichen Körper gerade in den Entwicklungsjahren und unmittelbar danach erschöpft und schließlich vernichtet, während eine gesundheitsgemäße Körperzucht die Zerstörung eines jungen Menschenlebens hätte verhüten können.

Endlich mag noch auf die sozialen Fürsorgeeinrichtungen hingewiesen werden, die in Gestalt von Tuberkuloseheilstätten für Kinder und Erwachsene, von Säuglingsheimen usw. für die Allgemeinheit mit großem Danke zu begrüßen sind. Immerhin muß aber auch bedacht werden, daß auf diese Weise die natürliche Auslese zum Teil wenigstens aufgehoben wird, die der Tod unter den Schwächlingen in der ganzen lebenden Natur vornimmt.

Solche erhalten gebliebenen, in ihrem körperlichen Auftriebe unzulänglichen, in ihrer organischen Lebenskraft minderwertigen und in ihrer Widerstandskraft dauernd geschwächten Menschenkinder, von denen unmöglich ein gesunder, widerstandsfähiger und einigermaßen kräftiger Nachwuchs zu erwarten ist, bedeuten für die Volksgemeinschaft eine Beeinträchtigung der Volkskraft und bei herabgesetzter Arbeitsfähigkeit auch eine Verminderung des Volksvermögens infolge verringerter Leistungsfähigkeit und erhöhter Aufwendungen für die Erhaltung einer nur beschränkten Erwerbsfähigkeit oder gar für Kur- und Pflegekosten in immer neuer Folge.

Die nur kurz angedeuteten Hinweise auf den zeitigen Stand der Volkskraft in unserem Vaterlande und auf die ihr drohenden Gefahren dürften genügen, daß Sie sich ein Urteil bilden können, wo und wieweit die Schäden im deutschen Volkskörper bereits hervorgetreten sind und die Notwendigkeit ihrer Bekämpfung als dringlich anerkannt werden muß.

Lassen Sie sich, meine Herren, nicht irreführen durch den Streit der Meinungen: Er wird wie über alle unser Volk betreffenden Lebensfragen in den Tagesblättern, in sonstigen Schriftwerken, in öffentlichen Versammlungen, Vereinssitzungen bis in die Volksvertretungen hinein, so auch über diese ernste Frage häufig genug mit mehr Verständnislosigkeit und Hartnäckigkeit geurteilt als mit Sachlichkeit und genügender Einsicht in die verderbliche Lebensführung weiter Volksschichten, in den sich mehr und mehr verschärfenden Kampf ums Dasein, in die verhängnisvolle Wirkung der zunehmenden Verfeinerung unserer ganzen Lebenshaltung: der uns eigene Hang zum Wohlleben und zu übertriebenem Aufwand (Luxus) muß notwendigerweise zur Erschlaffung und zur Verweichlichung führen.

Öde Besserwisserei, krasse Selbstsucht und Interessenwirtschaft, zügellose Sucht nach Lebensgenuß und Phrasendrescherei mit dem Versuche der Irreführung des Volkes im Kampfe gegen Aufklärung und Belehrung, das Abstempeln ernster völkischer Lebensfragen als Parteisache und die gegen die Besserungsvorschläge gerichtete Gegnerschaft vom Standpunkte des unter der falschen Flagge des Nationalwohlstandes, des Volksvermögens und der Steuerkraft segelnden Materialismus und Mammonismus sind die Gründe und das Mittel zur Bekämpfung notwendiger Maßnahmen zur Erhaltung und Hebung unserer Volkskraft.

Jeder Gebildete, meine Herren, hat heute die Pflicht sich das geistige Rüstzeug zu verschaffen, um, wenn nötig, erfolgreich in den Kampf für das einzutreten, was unserem Volke bitter nottut.

Die Geschichte ist die beste Lehrmeisterin. Sie gibt zahlreiche und vollgültige Beweise genug dafür, daß der Verfall und der schließliche Untergang ursprünglich in jeder Beziehung hochstehender, kraftvoller und mächtiger Völker in den genannten Ursachen ihren Grund hatten. Ich sage Ihnen da kaum etwas Neues.

Daher kann der Mahnruf sachkundiger Männer und besorgter Volksfreunde — und hierfür soll Ihnen in dieser Anstalt und in diesem Hörsaale Verstand und Herz gestärkt und geweckt werden — nicht eindringlich genug wiederholt werden, der da lautet: „Zurück zur Natur!" Unser ganzes Volk muß sich wieder voll bewußt werden, wo es sein Heil zu suchen hat, daß es nicht lediglich im hastenden Erwerbsleben, nicht in der dumpfen Studier-, Arbeits- oder Schreibstube, noch weniger aber am Skattisch, auf der Bierbank oder im Fest- oder Tanzsaal, nicht im weichlichen und verweichlichenden Sybaritentum oder im öden Vertrödeln der Tage gefunden werden kann. Es muß wieder begreifen lernen, daß der zügellose Hang nach den sogenannten Lebensgenüssen, die niemals Selbstzweck werden dürfen, der größte Feind des menschlichen Organismus ist, und daß nur der mäßige, vor allem aber gelegentliche Gebrauch davon die Lebensfreude zu erhöhen vermag.

„Schau, wie die Muße den trägen Körper zerrüttet;
„Wie das Wasser im See ohne Bewegung verdirbt."

Da haben Sie, meine Herren, in den beiden Versen Ovids mit wenigen, aber treffenden Worten den Kern der oben angeschnittenen Frage. Die Naturerkenntnis hat diesen Mann vor 2000 Jahren das Richtige gelehrt; und in dichterischem Gewande hat er sie uns überliefert.

Leben ist Bewegung. Ungenügende Körperbetätigung bedeutet Zerrüttung des organischen Lebens, d. h. Kräfteverfall und Krankheit. Aufhören der Bewegung bedeutet den Tod. Nur der in voller Lebenskraft stehende Organismus besitzt die Fähigkeit sich mit allen möglichen, auf ihn einstürmenden Einflüssen des Lebens abzufinden, sich den wechselreichen äußeren Lebensbedingungen innerhalb gewisser Grenzen anzupassen, ein hohes Maß von Widerstandskraft gegen krankmachende Einflüsse sich zu bewahren und eine Reihe von Schutz- und Abwehrstoffen im Blute zur selbsttätigen Bekämpfung von krankmachenden Keimen und ihrer verhängnisvollen Wirkung auf den menschlichen Organismus in der Form der sog. Infektionskrankheiten schnell und in zureichender Menge aus eigener Kraft zu bilden.

Diese für das Gedeihen des Einzelwesens, für die Steigerung seiner Lebenskräfte, für die Hebung seiner Leistungsfähigkeit und schließlich für die Erhaltung des organischen Lebens wichtigen und entscheidenden Eigenschaften bedeuten — auf eine Vielheit oder gar auf die Allgemeinheit übertragen — die Volkskraft.

Wie diese durch mancherlei schädliche Einwirkungen von außen untergraben werden kann, lassen sich jene Eigenschaften und damit die Volkskraft durch einfache, weil natürliche Einwirkungen auf den Menschen bis zur Vollkraft heben und auch auf der Höhe erhalten.

Meine Herren! Sie haben gewiß das Werk von J. P. Müller: „Mein System" mit Bewunderung gelesen. Auch die „Kneippkuren" sind Ihnen schwerlich unbekannt geblieben. Diese, wie auch ältere Erretter der Menschheit sind wie glänzende Meteore zum Staunen der Zeitgenossen emporgestiegen, aber auch früher oder später wieder spurlos verschwunden, obwohl sie eine Zeit als ein Allheilmittel sämtlicher Gebresten mit Engelzungen gepriesen worden waren, besonders aber auch schon deshalb, weil diese „neuen Heilmethoden" die angeblich „durch und durch morsche und auf unnatürlichen Abwegen wandelnde Schulmedizin" zu stürzen berufen seien.

Immer war das Wesen der neuen Methoden so alt wie die Menschheit, aber immer wieder verkannt und vernachlässigt, weil ihre Durchführung langwierig, unangenehm und genußhemmend empfunden wurde. Verflachung und Verweichlichung in der Lebensführung und auch der Zeitmangel im hastenden Erwerbsleben haben den, allen diesen Systemen und Sonderkuren zugrunde liegenden guten Kern wieder erstickt und in Vergessenheit geraten lassen.

Dieser liegt aber in einer gefühlsmäßigen oder zielbewußten Körperzucht, die dem Sybaritentum freilich feindlich gegenübersteht, weil sie dauernd Mäßigkeit, Abhärtung und Leibesübungen verlangt. Deren ständige Durchführung setzt aber beim Menschen einen festen Willen und eine gewisse Härte gegen sich selber voraus, Eigenschaften, die gerade in dieser Richtung nicht die starke Seite der neuzeitigen Menschen sind. Geschwächte und kraftlose Menschen sind auch willensschwache Geschöpfe. Jean Jacques Rousseau sagt mit Recht: „Ein kraftloser Körper schwächt auch die Seele." Der Wille ist aber eine Äußerung der menschlichen Seele.

Wohin wir auch blicken, meine Herren, was wir auch

betrachten mögen, überall erkennen wir, daß alles, was da lebt und webt, in seinem Bau und in seinen Funktionen den Ausdruck der Lebensbedingungen widerspiegelt, unter denen es sein Dasein führt. Es gibt keinen Zufall, es gibt nichts Willkürliches im Werden und Dasein des lebenden Wesens und seiner Organe. Unter dem Zwange der äußeren Verhältnisse entwickelt sich das lebende Wesen, formen sich seine Organe. Versagt die Fähigkeit dazu, kann es sich den äußeren Verhältnissen nicht mehr anpassen, so verfällt es in Krankheit, Siechtum oder gar dem Tode.

Über Krankheit und Siechtum bestehen noch fast durchweg Vorstellungen, die im allgemeinen grundfalsch sind. Meist gelten sie noch als etwas Zufälliges, als ein mehr oder minder plötzlicher Zwischenfall, der sich in seinem Ursprunge und in seinem Werdegange der menschlichen Einwirkung völlig entzieht, und als etwas Rätselhaftes.

Krankheit aber ist nur ein Leben unter anderen Bedingungen und diese müssen vorbereitet oder geschaffen sein, ehe die veränderten Lebensbedingungen im Organismus sich nach außen geltend machen und Erscheinungen an dem Lebewesen zeitigen können, die von den gewöhnlichen, alltäglichen abweichen, die sich dem Gefühle nach auffällig machen oder für andere sogar sinnfällig werden, ehe wir von Krankheit sprechen können.

Nach diesen Ausführungen werden Sie, meine Herren, erst verstehen, daß notwendigerweise alles das, was das innere Leben zu beeinflussen imstande ist, was die inneren Lebensbedingungen zu verändern vermag — und in dieser Beziehung ist der Organismus sehr feinfühlig — auch für sein Wohl und Wehe bedeutungsvoll sein muß, und daß ganz selbstverständlich diejenigen Einwirkungen auf den Organismus am ehesten und vollkommensten fördern werden, welche seinen natürlichen Lebensbedingungen am nächsten liegen, und ihnen am verwandtesten sind, daß aber andererseits alles, was diesen zuwider oder gar feindlich ist, also was für den Organismus „ein Leben unter anderen Bedingungen" bedeutet, ihn krank macht, besonders, wenn er nicht mehr imstande ist, diesen sich anzupassen und sich dagegen mit Erfolg zur Wehr zu setzen.

Sie werden jetzt auch den Unsinn erkennen, den geistreichelnde Leute, womöglich stolz auf ihren materialistischen Standpunkt, von sich geben, wenn sie den Menschen als eine Maschine bezeichnen, deren Arbeitsleistungen sich in physikalische und chemische Rechenexempel restlos auflösen lassen.

Die Maschine kann weder werden noch sich anpassen. Sie wird auch nicht wie der lebende Organismus geboren, d. h. von einem artgleichen Wesen hervorgebracht und zeugt nicht aus sich heraus eine neue Maschine. Sie vermag sich auch nicht den stetig wechselnden Verhältnissen anzupassen.

Die Maschine ist abhängig vom Ingenieur, vom Heizer, vom Dienstpersonal. Der lebende Organismus wäre also Maschine und Ingenieur zugleich.

Freilich arbeitet sie, wie der Organismus auch arbeitet. Sie wird gleich wie dieser genährt; sie verschlingt Kohlen, und sie wird mit Wasser gespeist. Aber das einzige, was sie damit leistet, ist Arbeit, ihre eigenartige, meist ganz einseitige Arbeit.

Der Organismus braucht Nahrung zur Erzeugung von Kraft, d. h. Arbeitsleistung vielseitigster Art, die vom eigenen Willen geleitet wird und jeden Augenblick durch innere geistige Vorgänge (durch Willensimpulse) von Grund aus geändert werden kann, auch noch zu dem Zwecke, abgenutzte Teile zu ersetzen und Vorratsstoffe in sich aufzuspeichern. Er hat die Fähigkeit, die Nahrung sich zu diesem Zwecke stoffeigen zu machen, in Fleisch und Blut umzusetzen (zu assimilieren).

Die Maschine nutzt sich durch die Arbeit ab und zwar in der Regel in verhältnismäßig kurzer Zeit. Der menschliche Organismus vervollkommnet sich durch die Arbeit, er wächst und gedeiht durch sie und erreicht jedes Arbeitsergebnis (Leistung) durch häufigere Wiederholung schließlich mit immer einfacheren Mitteln und unter geringerer Kraftaufwendung.

Halten Sie, meine Herren, also daran fest, daß der Mensch ein Organismus, etwas ewig Werdendes, nie Abgeschlossenes ist, ein lebendiger Organismus, der sich unter Einwirkung der umgebenden Außenwelt stetig ändert, d. h. sich anpaßt.

Wie aber das Ganze, so ist auch jeder Teil eines lebenden Körpers, an erster Stelle also die den Organismus aufbauenden Zellen, in denen sich alle Lebensvorgänge ausschließlich abspielen, in einem ununterbrochenen Wechsel seiner Stoffe begriffen, so lange das Leben dauert.

Der Umfang dieses Wechsels steht mit der Größe der lebendigen Tätigkeit im geraden Verhältnis. Alle Zellengruppen (Organe), die innerhalb ihrer physiologischen Leistungsfähigkeit stärker arbeiten, werden reichlicher ernährt und wachsen daher stärker. Es ergibt sich daraus, daß die Art der Arbeit das Organ formt und für seine Leistungsfähigkeit und Lebenskraft bestimmend ist.

Der durch Körperbewegung gesteigerte, zur Erzeugung lebendiger Kraft benötigte Verbrauch des Zellinhalts (Protoplasma) und der Ersatz des Protoplasma nach Maßgabe des Verbrauchs verhütet ein Überaltern der Zellen, die, wie alles Organische, nur eine begrenzte Lebensdauer haben. Sich jugendlich erhaltende, d. h. einem regen Stoffwechsel unterworfene Zellengruppen sind aber aktiver im

Sinne der Chemie, d. h. der Zelleninhalt setzt sich leichter und vollständiger in lebendige Kraft (in Arbeit) um. Da aber arbeitendes Gewebe eine gesteigerte Blutversorgung benötigt, was eine vermehrte Zufuhr von Aufbaustoffen zu deren Zellen und damit eine reichlichere Ernährung bedingt, so tritt auch eine rege innere Zellentätigkeit ein, die sich in Zellenteilung und Vermehrung der Körpergewebe kund tut und eine Steigerung des Wachstums zum Ausdruck bringt. Auf diese Vorgänge soll später noch näher eingegangen werden. Es mag hier nur noch kurz darauf hingewiesen werden, wie falsch danach die weit verbreitete Anschauung ist, daß die feste Grundlage des Körpers, das Knochengerüst, etwas durch Vererbung Überkommenes sei, daß sie den natürlichen Wachstumsgesetzen nicht in dem Maße unterworfen seien, wie die Weichteile. Auch die Knochen können in ihrem Wachstum durch auf sie einwirkende günstige oder ungünstige äußere Lebensbedingungen erheblich beeinflußt werden. Diese Tatsache ist von größter Bedeutung für die Entwicklung der äußeren menschlichen Gestalt, zur Erzielung eines ebenmäßigen Körperbaues und ansprechender Körperschönheit, besonders aber auch zur Verstärkung des Knochengewebes.

Der Mensch ist wohl imstande, durch planmäßige Körperbetätigung unter Ausschaltung naturwidriger und durch Schaffung günstiger äußerer Lebensbedingungen seine gesamte Lebenstätigkeit (Funktion), seine körperliche Selbsterneuerung (Regeneration) und seine Widerstandskraft (Resistenz) auf eine hohe Stufe zu stellen und im Hochstande zu erhalten. Widerstandskraft ist aber nichts weiter als eine schnelle und vollständige Anpassungsfähigkeit.

Dadurch wird es Ihnen, meine Herren, auch verständlich werden, wie Krankheitsanlagen, ererbte sowohl, als auch erworbene, und selbst Reste überstandener Krankheiten durch Leibeszucht und Leibeserziehung völlig ausgeglichen, d. h. unwirksam gemacht oder gar beseitigt werden können.

Vernünftige, d. h. den physiologischen Bedürfnissen des Körpers angepaßte und den allgemeinen physiologischen, d. h. natürlichen Gesetzen entsprechende Lebensführung und planmäßige, mit Beharrlichkeit durchgeführte Leibesübungen bilden den hauptsächlichen Inhalt jener beiden Bedingungen für ein gedeihliches organisches Leben.

Sie allein sind imstande, den Organismus in seinem natürlichen Auftriebe, in der Entwicklung seiner Körpergewebe zu fördern, das Innenleben der Zellen, der Grundlage und des Ausgangspunktes alles organischen Lebens, zu hoher Leistungsfähigkeit zu steigern und diesen Elementarorganismus, die Zelle, sowie die einzelnen Zellengruppen, die verschiedenen lebenswichtigen Organe, auch frisch und arbeitsfähig, d. h. jung zu erhalten, Eigenschaften, die auch gleichzeitig die Widerstandskraft gegen äußere und innere schädigende Einflüsse einschließen, die das Menschengeschlecht ständig bedrohen.

Nur junge, d. h. nicht überalterte Zellen besitzen die erforderliche Lebenskraft und Anpassungsfähigkeit einerseits, aber andererseits auch jenes Maß von Wehrkraft, um sich und den Gesamtorganismus gegen Krankheitskeime und deren Gifte durch Bildung von Abwehrstoffen mancherlei Art zu schützen.

Auf die einschlägigen Einzelfragen werde ich in den weiteren Vorträgen noch näher eingehen. Ich möchte Sie, meine Herren, nur noch kurz daran erinnern, wie Sie als Rekrutenoffiziere Gelegenheit genug hatten, sich an dem Ihnen anvertrauten Menschenmaterial von der hohen Bedeutung und dem unermeßlichen Werte von Körperzucht und

Leibesübung im weitesten Maße zu überzeugen, wenn Sie es nicht schon am eigenen Leibe erfahren haben sollten.

Die in weiten Volkskreisen noch immer vorherrschende Anschauung muß mit allem Nachdrucke bekämpft werden, wonach die Leibesübungen an erster Stelle oder gar ausschließlich Übungsmittel für die Muskeln und Gelenke zur Heranbildung von Krafthubern, Akrobaten oder waffen- und kampfgeübten Landsknechten, zur Erzielung eines maschinenmäßigen Paradedrills und letzten Endes zur Bereithaltung einer höfischen Parade- und Glanznummer bedeuten.

Solche abwegigen Vorstellungen sind nur das Rüstzeug träger, dahindämmernder, denkunfähiger, raffsüchtiger oder im Genußleben aufgehender Volksgenossen, um ihre ablehnende Haltung gegen alles, was Körperbetätigung heißt, und was sie in ihrer Behaglichkeit stören könnte, vor sich und anderen zu rechtfertigen.

Öde Rechthaberei hinsichtlich des Wertes der einen oder der anderen Übungsart und körperlichen Betätigung machen auch die Leibesübungen wohl gar zum Gegenstande langatmigen Wortstreites im Vereinsleben und auf literarischem Gebiete.

Es muß Klarheit werden, daß nicht diese oder jene Spielart oder Liebhaberei auf unserem Gebiete den Vorzug vor anderen verdient, sondern daß der menschliche Körper unter Voranstellung der Frage nach dem „Warum"? für die weiteren nach dem „Was" und dem „Wie" allein entscheidend sein darf.

Meine Herren, volkstümliche Redensarten, wie: „Meine Nerven sind kaput", „er hat nicht mehr die Nerven dazu", „meine Nerven wollen nicht mehr mitspielen", werden gebraucht, wenn ausgedrückt werden soll, daß die Tatkraft für etwas Besonderes abhanden gekommen ist, daß der Mut zu besonderen, die ganze Person und den ganzen Körper erfordernden Taten fehlt. Bei Rettungstaten unter eigener Lebensgefahr heißt es: „Ja, der hat ja keine Nerven; so etwas bekommt auch nur der fertig."

Hier sind also die Nerven mit mangelhafter Tatkraft in Verbindung gebracht oder gar zur Begründung körperlicher Unzulänglichkeit in den Vordergrund gestellt, während im letzteren Falle die Nerven als entscheidend für eine, die ganze Körperkraft und eine besondere, den ganzen Körper in Anspruch nehmende hohe Tat hervorgehoben werden. Sicher mit Recht.

Nur der des Vollbesitzes seiner Gesundheit und Kraftentwicklung sich erfreuende, also der gut durchgebildete und voll leistungsfähige Körper ist befähigt zur Tat, hat den Willen zur Tat und den rücksichtslosen Mut zur Tat.

Jean Jacques Rousseau spricht sich ähnlich aus, wenn er sagt:

„Je schwächer der Körper, desto mehr befiehlt er, je stärker, desto besser gehorcht er."

Der schwache, also nicht durchgebildete, entartete Körper, unfähig zur Tat, hat nur das Zeug zum Befehlen. Aber die körperliche Untüchtigkeit, die ihn auch unfähig macht das Wesentliche einer Tat richtig einzuschätzen, macht solchen Befehlenden zum Nörgler und Kleinigkeitskrämer, eine Pein für die seiner Befehlsgewalt Unterworfenen.

Der starke, kräftige, auf der Höhe seiner Leistungsfähigkeit stehende Körper, der auch stets Freude an der Tat hat, findet keine Schwierigkeiten in der Ausführung zu überwinden, er vollbringt sie spielend. Er kommt dabei kaum auf den Gedanken, daß er dem Willen eines anderen unterworfen ist, daß er gehorchen muß. Er beherrscht in jeder Beziehung seine

Nerven, und nicht die Nerven ihn, wie man im landläufigen Sinne sagt. Er hat auch „durch Übung" seine Nerven in der Gewalt.

In der Tat sind Leibeszucht und Körperübung Übungsmittel für das gesamte Nervensystem, und zwar in weit höherem Maße, als für Muskeln und Gelenke oder eigentlich an erster Stelle weit vor diesen.

Zunächst werden durch den Willen des Menschen die einzelnen peripheren Nervenbahnen zur Auslösung bestimmter Bewegungen gezwungen und somit geübt, was nach und nach zur größeren und schließlich zur vollendeten Sicherheit in der Beherrschung des Bewegungsapparates, zur schnelleren und geordneteren Abwicklung der örtlichen Bewegungen führt, die Ausführung verwickelterer Bewegungen ermöglicht, durch Ausbildung des Muskelgefühls das Maß der erforderlichen Muskelarbeit richtig einschätzen lehrt usw.

Die „Nervenreize" lösen die örtlichen Bewegungen, welche wir „willkürliche" nennen, leichter, d. h. müheloser und mit geringerem Aufwande von Nervenkraft und jene „unwillkürlichen" Begleit- (Reflex-) Wirkungen aus, die den für das Gedeihen des Gesamtorganismus durchaus notwendigen Einfluß auf die Zellentätigkeit ausüben.

Kann also das Zentralnervensystem (Gehirn und Rückenmark) als Ausgangsort dieser Nervenbahnen von dieser günstigen Wirkung der Leibesübungen nicht unberührt bleiben, so haben diese auch für die seelischen Vorgänge keine geringere Bedeutung.

Sie fördern und stählen nicht nur den Körper, sondern auch den Geist. Das Gefühl zunehmender Sicherheit in der Beherrschung des Körpers und seiner Gliedmaßen weckt auch die Zuversicht in das Können. Mit dem Bewußtsein zunehmender Kraft wächst auch die Tatkraft, der Mut.

Das schwindende Gefühl von Schwäche und körperlicher Unzulänglichkeit erhöht das Selbstvertrauen, regt den Schaffensdrang an; und die Freude am Geschaffenen, am Erreichten ist die beste Hegerin und Pflegerin des Pflichtbewußtseins; dies aber erhöht die Lebensfreude. Das Pflichtgefühl ist die Wurzel des Willens zur Tat, zur Arbeit. Der Wille zur Tat ist gleichbedeutend mit dem Willen zur Macht, der in dem Schwachen, d. h. körperlich und geistig Minderwertigen nicht aufkommen kann, weil er nicht Herr seiner selbst ist, weil er die verkörperte Willensschwäche darstellt. Diese artet jedoch nicht selten in Krankheit, in Hysterie aus, einen krankhaften Geisteszustand, welcher als Geißel für die Kranken selbst und ihre Umgebung bezeichnet werden muß.

Willenskraft, Arbeitsfreudigkeit und der dadurch geweckte Drang zur Arbeit, die Freude am Geschaffenen und das Streben nach Vervollkommnung verhüten den Müßiggang mit seinen schädlichen Folgen für die sittlichen Tugenden und für eine gesundheitsmäßige Lebensführung. **Sittlichkeitsgesetze sind aber eigentlich nichts weiter als Gesundheitsgesetze.**

Alle durch Müßiggang, Wohlleben und Wollust körperlich und damit auch geistig heruntergekommenen und verweichlichten Völker sind stets in kurzer Zeit untergegangen. Alle tatkräftigen, willensstarken, durch Körperübungen hochgezüchteten und in Kraft gestählten Völker sind stets gegen ihre Feinde siegreich geblieben, haben sich trotz verlustreicher Kriege in ihrer Volkszahl stetig vermehrt und sind auf allen Gebieten des Lebens zu hoher Blüte gelangt.

Also um es nochmals kurz zusammenzufassen und hervorzuheben: **jede Übung führt zur körperlichen und geistigen Vervollkommnung des Menschen.** Wir arbeiten an unserer Selbstvervollkommnung, wenn wir uns regelmäßig und zielbewußt körperlich betätigen, wenn wir der Körperzucht und den Leibesübungen in unserem Leben den Platz einräumen, der ihnen gebührt, und wenn sich in unserem Volke in weitem Umfange die Erkenntnis Bahn bricht, daß von beiden das Volkswohl und die Volkskraft, das wirtschaftliche Gedeihen und unsere Machtstellung nach außen abhängen.

Der Ruf und der Ruhm, die uns früher von den Fremdvölkern gespendet wurden, wenn sie uns das Volk der Dichter und Denker nannten, hat für mich immer etwas Verächtliches bedeutet und eine absprechende Nebenbedeutung gehabt. Ungestraft konnten sie in dem kraft- und machtlosen in sich zerrissenen Deutschland ihre Kämpfe aller Art ausfechten und ihre Schlachten schlagen, sie konnten rücksichtslos sengen und brennen und deutsche Gebiete an sich reißen. Die Deutschen konnten es ihnen nicht wehren; sie hatten nicht den Willen zur Tat noch den Willen zur Macht, weil unsere Vorfahren, einer saft- und kraftlosen Denkweise ergeben und jeder Tatkraft bar, sogar dem Ausländertum durch Nachäffung von Sitten, Gebräuchen und Sprache sich verschrieben hatten, und alles Ausländische verhimmelten, was wir leider Gottes heute noch nicht abgetan haben, wenn es im letzten Menschenalter auch hinsichtlich unserer Machtstellung nach außen und unserem Gedeihen nach innen unendlich besser geworden ist. Unserer Volks- und Tatkraft mehr bewußt geworden, stehen wir mehr angestaunt, als bewundert, nur gefürchtet und noch mehr gehaßt — inmitten von Gegnern und Feinden, die jene alten für sie so vorteilhaften Zeiten wieder zurücksehnen.

Wer die Zeichen der Zeit versteht, muß sich sagen, daß unser Volk über kurz oder lang nicht nur um seine Machtstellung, sondern vor allem auch um seinen Bestand, um seine Kultur und um alles hart und blutig wird kämpfen müssen, was wir in jahrzehntelanger Arbeit errungen haben und was uns Mißgunst, Neid, Rachgier und Mißtrauen nicht gönnen will. King Edwards Saat ist üppig gewuchert und ins Unkraut geschossen.

Unsere Feinde wittern schon überall in unserem Vaterlande Anzeichen des Verfalls und die bisher so heilsame Furcht beginnt zu schwinden. Sorgen wir dafür, daß sie nicht recht behalten. Hüten wir uns.

Dies kann aber nur geschehen, wenn jeder einzelne von uns an seinem Teile alles Störende und Ungesunde an unserem Volkskörper bekämpfen hilft, dafür aber dazu beizutragen bestrebt ist, daß unser Volk auf der Höhe seiner Kraft erhalten bleibt und sein Wille zur Tat unausgesetzt gefestigt und gestärkt wird. Den Weg dazu habe ich Ihnen gezeigt: Er führt durch die Kaserne, über den Übungsplatz und in Gottes freie Natur, wenn er auch mit Schweiß getränkt werden muß. Ja, gerade deshalb! Denn dieser Schweiß bedeutet Körperarbeit und Körperzucht, in ihrem Gefolge aber Gesundheit an Körper und Geist, Kraft und den Willen zur Tat.

Beherzigen Sie stets den Vers des alten Griechen Hesiod, der da lautet:

„Vor die Tugend setzten den Schweiß die unsterblichen
Götter,
Lang und steil ist der Pfad, der uns zu dem Gipfel
hinanführt."

Sie, meine Herren, haben das, was unser Allergnädigster Herr tiefblickend und weit vorausschauend vor 16 Jahren gelegentlich jener Schulkonferenz als dringliche Forderung hinstellte: „Wir brauchen eine kräftige Nation", durch Ihre rastlose, verständnisvolle und planmäßige Arbeit im Heere zu verwirklichen. Sie sind an erster Stelle berufen, an unserem Volkskörper den unermeßlichen Segen der Körperzucht und der Leibesübungen als naturnotwendige Bedingung für die Gesundheit, und so weit es nottut, auch für die Gesundung unseres Volkes immer wieder von neuem zu erweisen.

Ihre mit manchen Vorrechten ausgestattete, glanzvolle Stellung in der großen Volksgemeinschaft legt Ihnen auch die ernste Pflicht auf, Ihre ganze Persönlichkeit für diese ebenso notwendigen wie heilsamen Lehren einzusetzen, welche Sie hier in sich aufnehmen und in zweckdienlicher Weise auf unser Volk übertragen sollen. Denn unser herrliches Heer ist die Blüte unseres Volkes, dessen unversiegbare Kraftquelle und unzerbrechliches Rückgrat, dessen Erzieher und Führer, mit großen Rechten ausgestattet, Sie zu sein die Ehre haben. Aber „nicht die Rechte, die einer ausübt, sondern die Pflichten, die er sich auferlegt, geben ihm seinen Wert", so lautete der Ausspruch eines führenden Mannes in den russischen Ostseeprovinzen.

Der Pflichtenkreis wächst aber für diejenigen Herren, welche als Erzieher an den militärischen Erziehungsanstalten, Kadettenhäusern, Unteroffizierschulen, Unteroffiziervorschulen und Militärwaisenhäusern später wirken werden, noch um ein Erhebliches.

Hier bekommen Sie die heranwachsende Jugend in die Hand, die zum weit größten Teile der städtischen Bevölkerung, zum Teil sogar den Großstädten entstammt. Sie, die Hoffnung und Zukunft unseres Volkes, benötigt besonders pfleglicher Behandlung hinsichtlich körperlicher und geistiger Zucht und Ausbildung. Denn das Knaben- und Jünglingsalter ist von ausschlaggebender Bedeutung für die spätere Lebenskraft und Leistungsfähigkeit des Menschen. Daß hier die Besserung unseres Volkes einsetzen müsse, wurde von Allerhöchster Stelle

anerkannt und hervorgehoben in dem Satze: „Den Leibes=
übungen muß ein breiterer Raum im Lehrplane der Schulen
eingeräumt werden."

Wir dürfen uns doch nicht verhehlen, daß das Heer als
Hort und Pflanzstätte körperlicher und geistiger Zucht
sowie als unversiegbare Kraftquelle für unsere Nation auf
die Dauer allein nicht imstande sein wird, den bereits offenbar
werdenden Schäden an unserem Volkskörper entgegenzu=
arbeiten oder sie gar zu beseitigen. Stellt das Heer doch nur
einen Bruchteil des großen Volksganzen dar, der in seinem Er=
satze bereits unter den allgemeinen Volksschäden zu leiden hat.

Der Einfluß regelmäßig und sachgemäß betriebener Leibes=
übungen ist selbstverständlich in demjenigen Lebensalter
am wichtigsten, welches mit dem organischen Wachstum und
der körperlichen Reifung zusammenfällt. Der jugendliche,
heranwachsende und noch unfertige Körper ist eben viel
empfindlicher gegen Einwirkungen von außen und innen;
er stellt sich schneller und leichter, aber auch um so störender
auf jede ihm zugemutete Änderung seiner äußeren Lebens=
bedingungen ein, ohne daß wir einen einigermaßen zuver=
lässigen Maßstab für das haben, was wir dem jugendlichen
Organismus zumuten können, um im Betriebe der Leibes=
übungen die richtigen Wege einzuschlagen und die erhofften
und notwendigen Übungserfolge mit zielbewußter Sicherheit
und in vollendetem Maße zu erreichen.

Die Leibeserziehung der Jugendlichen muß also, natur=
wissenschaftlich gedacht, mit um so größerer Einsicht in seine
physiologischen Lebensbedingungen und um so feinfühliger
für das noch in der Entwicklung begriffene und daher empfind=
lichere jugendliche organische Leben geleitet werden.

Dieser Satz mag Ihnen, meine Herren, durch ein Beispiel
erläutert werden, wie deutlich nachweisbar und erheblich sich

der jugendliche Körper durch äußere Lebensbedingungen beeinflussen läßt.

Die 300 Schüler einer böhmischen höheren Schule, deren Zöglinge, von den Ferien abgesehen, dauernd in der Anstalt leben — man nennt so eine Einrichtung auf gut deutsch Internat — waren regelmäßigen Untersuchungen unterworfen. Ganz regelmäßig ergab sich folgendes:

1. Größeres Längenwachstum in den drei unteren Klassen, Abnahme des durchschnittlichen Wachstums in den oberen.

2. Für die Schüler der unteren Klassen: Stärkeres Wachstum im Sommer als im Winter; für die der Oberklassen kein Unterschied.

3. Für jene niedrigerer Krankenstand im Sommer, dagegen für diese höherer Krankenstand.

4. Während der eigentlichen Unterrichtsdauer durchschnittliche Zunahme der Körperlänge 0,3, während der zweimonatigen Sommerferien aber 0,64 Zentimeter.

Diese Zahlen wurden mit Recht folgendermaßen erklärt: Die Schüler der unteren Klassen sind hinsichtlich der äußeren Lebensbedingungen besser gestellt als die der oberen Klassen. Diese sind infolge der erhöhten geistigen Anforderungen durch größere Stundenzahl, durch vermehrte Schularbeiten, durch Nachhilfestunden, die sie benötigten oder Mitschülern zu erteilen hatten, durch Vorbereitung für die Prüfungen, durch gesteigerten Musik- und Sprachunterricht außerhalb des regelmäßigen Stundenplanes mehr an die Arbeitsstube gefesselt und zu einer sitzenden Lebensweise gezwungen. Mangel an freier Bewegung, das Entbehren von Licht und Luft (der Mensch ist eigentlich ein Freiluftatmer), und die fehlende belebende Einwirkung des Sonnenlichtes hielten den Organismus in seinem Auftriebe sofort und nicht unerheblich, nicht selten bis zum völligen Stillstande zurück. Die unter besseren äußeren Lebensbedingungen, vor allem unter reichlicherem Tummeln im Freien, in Licht und Luft, ohne Sorgen um den anderen Tag und für die Zukunft, ihre reichlicher bemessene freie Zeit genießenden jüngeren Schüler erfreuten sich einer schnelleren und besseren Körperentwicklung, solange die Jahreszeit jene günstigeren äußeren Lebensbedingungen gewährte. Im Winter waren sie in dieser Beziehung nicht besser daran als die älteren Mitschüler mit dem Ergebnis, daß sie sich wie auch diese körperlich nur kümmerlich entwickelten.

Daß die Schüler der oberen Klassen im Gegensatze zu denen der Unterklassen eine höhere Erkrankungshäufigkeit zeigten, weist unzweifelhaft auf die geringere Widerstandskraft jener gegen die krankmachenden Einflüsse des Sommers hin, die im Auftreten von häufigeren Magen-Darmstörungen besonders zu erkennen waren und die von den jüngeren schneller und unmerklicher überwunden oder gar vermieden werden konnten, obwohl doch für beide Gruppen die Ernährungsverhältnisse, die Trinkwasserfrage, der Obstgenuß und so fort gleich waren.

Was aber wenige Wochen ungebundenen Lebens, losgelöst von der Schulbank, befreit aus der engen und dumpfen Schulstube mit ihrer allein schon durch die Massenansammlung von Menschenkindern verdorbenen Luft, erlöst aus der über den Büchern hockenden Zwangshaltung des Körpers, nicht zu vergessen die veränderte Kost im Elternhause, für den jugendlichen Organismus bedeuten, können Sie, meine Herren, aus dem überraschenden Längenwachstum während der Sommerferien ersehen. 2 Monate des Lebens in ungehemmter Bewegung, in Licht und Luft, in Sonnenschein und Wärme, in Frohsinn und Sorglosigkeit genügten, um die Entwicklung, den Auftrieb des jugendlichen Körpers in einem Grade zu fördern, daß die übrigen 10 Monate zusammen noch nicht zur Hälfte zum Längenwachstum beizutragen vermochten. Ein schlagender Beweis für die unermeßliche und unmittelbar einsetzende Wirkung günstiger äußerer Lebensbedingungen; unermeßlich deshalb, weil wir diese segensreiche Wirkung nur einer äußeren Erscheinung, dem Längenwachstum, nach beurteilen und auch dem größten Zweifler objektiv vor Augen führen können, hinsichtlich des organischen Innenlebens aber nur durch Rückschlüsse mehr oder minder vollständig, mehr oder minder sicher einzuschätzen vermögen.

Wie das gesamte organische Leben, das Leben und Gedeihen der Zellen und Zellengruppen (Organe), wovon erfahrungsgemäß die körperliche Entwicklungskraft, Leistungsfähigkeit, Widerstandskraft und Gesundheit, d. h. die Beseitigung etwa bereits vorhandener Schwächen oder Störungen im Zellenleben abhängen, wie also das organische Innenleben von nur kurzzeitigen Einwirkungen günstigerer äußerer Lebensbedingungen beeinflußt wird, kann ich noch durch einige weitere Zahlenangaben belegen, die mir ein Vertrauensarzt des Vereins für Ferienkolonien dankenswerterweise zur Verfügung gestellt hat.

Dieser Verein sendet alljährlich in größeren und kleineren Gruppen Kinder der sozial ungünstig gestellten Volksschichten an die See, in Kurorte oder Sommerfrischen, in der Regel auf 4 Wochen in sich ablösenden Trupps. Ohne besondere Auswahl sind nun aus den Ferienkolonien an der See je eine gleich starke Knaben- und Mädchengruppe zusammengestellt und in ihrer Körperentwicklung während ihres dortigen Aufenthaltes beurteilt. Sie umfaßten nur 10- bis 12jährige Kinder, ohne nachweisbare organische Krankheitszeichen. Allgemeine Körperschwäche, körperliche Entwicklungshemmung, Blutarmut und alte (überstandene) Skrofulose waren die ärztlich festgestellten Gründe für die Aufnahme in die Ferienkolonie.

Die zahlenmäßigen Unterlagen für die Beurteilung des Erfolges ihres Aufenthaltes in der Ferienkolonie wurden durch die beim Ein- und Austritt vorgenommenen Wägungen und Messungen gewonnen. Im alten Körperzustande beharrt oder gar abgenommen hatte kein Kind. Die Durchschnittszunahmen betrugen

für Knaben 1,83 kg Gewicht und 2,63 kg für Mädchen
„ „ 0,79 cm Länge „ 0,58 cm „ „
„ „ 2,81 cm Atemweite „ 2,13 cm „ „

Als Höchstwerte wurden erreicht:

für Knaben 3,67 kg Gewicht und 4,75 kg für Mädchen
„ „ 1,31 cm Länge „ 1,10 cm „ „
„ „ 4,92 cm Atemweite „ 3,92 cm „ „

Die deutlich hervorgetretenen Unterschiede zwischen beiden Geschlechtern ergeben sich aus deren verschiedenartigem Wesen und Gebaren.

Die mehr dem ruhigen Spiele sich hingebenden Mädchen nahmen stärker an Gewicht zu, blieben aber dafür im Längenwachstum und in der Atemweitung zurück im Gegensatze zu den Knaben, die infolge ihrer zum Herumtummeln und zur Rastlosigkeit neigenden Spielen einen größeren Kraftaufwand und demnach auch einen reichlicheren Stoffverbrauch hatten. Der größere Bewegungstrieb führte trotzdem zu einer Steigerung des Längenwachstums, obwohl in dem fraglichen Lebensalter die Mädchen den Knaben im Körperwachstum eher überlegen sind. Beachtenswert ist auch vor allem die starke Weitung des Brustkastens durch die Lungentätigkeit, die natürlich nur der gesteigerten Arbeitsleistung der Atmungswerkzeuge, und zwar aus dem bereits angeführten Grunde bei den Knaben im höheren Grade als bei den Mädchen zu danken ist.

Diese tatsächlichen Feststellungen sind so überzeugend und die daraus gezogenen Schlüsse so folgerichtig, daß sie als vollgültige Beweise gerade für den Drang des heranwachsenden Körpers nach Entfaltung seiner vollen Lebens- und Entwicklungskraft gelten müssen, sobald er auch nur kurze Zeit in günstige äußere Lebensbedingungen versetzt wird.

Wir haben es, meine Herren, mit einer, dem Körper innewohnenden angeborenen Naturkraft zu tun, die in ihrer naturgesetzlichen Eigenart nur berücksichtigt, richtig geleitet und ausgenutzt zu werden braucht, um — dies Erfordernis auf die Allgemeinheit übertragen — ein gesundes, kraftstrotzendes, ausdauerndes, körperlich und geistig leistungs- und widerstandsfähiges, machtvolles und lebensfrohes Geschlecht heranzuziehen. Wer weiß, wie bald wir es gegen unsere Feinde ringsum gebrauchen werden müssen!

An dieser großen Aufgabe mitzuarbeiten, muß für jeden Vaterlands- und Volksfreund eine hohe Freude sein, am höchsten für Sie, meine Herren, die Sie als Volkserzieher an erster Stelle und im tiefsten Sinne des Wortes dazu berufen sind.

Nichts schafft eine höhere und reinere Befriedigung als an der Vervollkommnung seines Volkes mitzuarbeiten, eine Aufgabe, die um so fruchtbarer sein wird, je frühzeitiger sie einsetzt.

Wer die Jugend hat, dem gehört die Zukunft, meine Herren! Es müssen sich also Mittel und Wege finden lassen — und Sie selber müssen solche aufzuspüren suchen! —, auch die heranwachsende Jugend in irgendeiner Form in die Hand bekommen. Was ich z. B. in Schweden gesehen habe, daß nämlich ein Offizier in Uniform auf dem Hofe einer höheren Schule Turn- und sogar Zielunterricht abhielt, müßte auch bei uns in Deutschland möglich sein. Der Wege gibt es viele, die nach Rom führen. Die Hauptsache ist,

daß auf diesem Gebiete der eigentlichen Jugendpflege etwas
Entscheidendes und Durchgreifendes geschieht. Helfen Sie
durch Wort und Tat dazu. Das Rüstzeug soll Ihnen in dieser
Anstalt, sowohl unten im Turnsaal, als auch hier im Hörsaal
gegeben werden.

Die schulentlassene Jugend vor allem, die allen Fähr=
nissen des Lebens, besonders aber einer verkehrten und ver=
hängnisvollen Lebensführung im hohen Maße und meist
haltlos ausgesetzt ist, bedarf einer sicheren, zielbewußten, dann
aber auch aussichtsreichen Führung auf dem Wege zur Voll=
entwicklung.

Hierin müssen Offizier und Sanitätsoffizier Hand in
Hand gehen, sie müssen sich gegenseitig ergänzen. Die
erzieherische Arbeit im Heere wird aber ein Kinderspiel
sein, wenn sie nicht erst an körperlich nahezu fertigen Leuten
auf dem Kasernenhofe vorgenommen werden muß, um zu=
nächst die Schäden an Körper und Geist zu beseitigen, welche
durch falsche Erziehung und Ernährung, durch Berufsarbeit,
naturwidrige Lebensweise und neuzeitige Genußsucht und
ungünstige Wohnungsverhältnisse, durch die Hast nach Er=
werb und durch den Kampf ums Dasein und ihre Folgen
im jugendlichen Organismus bereits angerichtet worden sind.

Nach 5 Monaten sollen Sie, meine Herren, aus dieser
Anstalt, der S. Majestät, unser Allergnädigster Herr, das
wärmste Interesse entgegenbringt und deren zeitige Schüler
zu sein Sie die Ehre haben, wieder in alle Gaue unseres herr=
lichen Vaterlandes als Apostel hinausziehen, befähigt und
berufen, zum Heile für Heer und Volk, zur Hebung von Volks=
gesundheit und Volkskraft durch Tat und durch Wort als
leuchtende Beispiele zu wirken. Sie werden ein Segen sein,
ein Segen für unsere Volksgemeinschaft, und Segen wird für
Sie daraus erwachsen, dessen seien Sie gewiß.

Verlag von Julius Springer in Berlin W 9

Biologie des Menschen
Aus den wissenschaftlichen Ergebnissen der Medizin
für weitere Kreise dargestellt
Bearbeitet von Dr. Leo Heß, Prof. Dr. Heinrich Joseph,
Dr. Albert Müller, Dr. Karl Rudinger, Dr. Paul Saxl,
Dr. Max Schacherl
Herausgegeben von Dr. **Paul Saxl** und Dr. **Karl Rudinger**
Mit 62 Textfiguren. 1910. Preis M. 8.—; gebunden M. 9.40

Vorposten der Gesundheitspflege
Von Dr. **L. Sonderegger**
Fünfte Auflage
Nach dem Tode des Verfassers durchgesehen und ergänzt
von Dr. **E. Haffter**
1901. Preis M. 6.—; in Leinwand gebunden M. 7.—

Gesundheitsbüchlein
Gemeinfaßliche Anleitung zur Gesundheitspflege
Bearbeitet im **Kaiserlichen Gesundheitsamte**
Sechzehnte Ausgabe
Mit Textabbildungen und drei farbigen Tafeln
1914. Kartoniert Preis M. 1.—
Bei Bezug von mindestens 20 Exempl. karton. je M. —.80
(Das Porto beträgt für 1 Exempl. 20 Pf., für 11 Exempl. 50 Pf.)

Nährwerttafel
Gehalt der Nahrungsmittel an ausnutzbaren Nährstoffen, ihr Kalorienwert und Nährgeldwert, sowie der Nährstoffbedarf des Menschen
Graphisch dargestellt von Dr. **J. König**
Geh. Reg.-Rat, o. Professor an der Westfälischen Wilhelms-Universität Münster i. W.
Elfte, verbesserte Auflage. Zweiter Abdruck. 1915. Preis M. 1.60

Kinderpflege-Lehrbuch
Bearbeitet von Dr. med. **Arthur Keller**, Professor in Berlin, und
Dr. med. **Walter Birk**, Privatdozent in Kiel
Mit einem Beitrage von Dr. med. Axel Tagessohn Möller
Zweite, umgearbeitete Auflage. Mit 40 Textfiguren
1914. Kartoniert Preis M. 2.—

Zu beziehen durch jede Buchhandlung

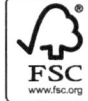

MIX
Papier aus verantwortungsvollen Quellen
Paper from responsible sources
FSC® C105338

If you have any concerns about our products,
you can contact us on
ProductSafety@springernature.com

In case Publisher is established outside the EU,
the EU authorized representative is:
**Springer Nature Customer Service Center GmbH
Europaplatz 3, 69115 Heidelberg, Germany**

Printed by Libri Plureos GmbH
in Hamburg, Germany